AF724745

DISSERTATION
SUR LE MERCURE,
SES PRÉPARATIONS, ET LEURS EFFETS DANS LE CORPS DE L'HOMME;

MÉTHODE NOUVELLE ET PLUS AVANTAGEUSE DE PRÉPARER CE MÉDICAMENT, RENDRE SES EFFETS PLUS CERTAINS ET PLUS DOUX, EXAMINÉE ET APPROUVÉE PAR LA COMMISSION DES REMÈDES SECRETS, NOMMÉE EN EXÉCUTION DU DÉCRET IMPÉRIAL DU 18 AOUT 1810.

PAR J.-S. VAUME,

Docteur en médecine, ancien médecin de l'hôpital du Roule, médecin de l'université de Louvain, membre du collége de médecine de Bruxelles, ancien chirurgien en chef de l'hôpital militaire d'Ajaccio, ancien chirurgien-major du régiment du prince de Ligne, au service de l'empereur d'Autriche, etc., etc.

Omne tulit punctum, qui miscuit utile dulci.
HORACE.

BIBLIOTHÈQUE ROYALE

A PARIS,

CHEZ l'AUTEUR, rue des Fossés-Montmartre, N°. 27;
Et chez PETIT, Libraire, Palais-Royal, N°. 257.

1811.

DISSERTATION

SUR LE MERCURE,

SES PRÉPARATIONS, ET LEURS EFFETS DANS LE CORPS DE L'HOMME.

CHAPITRE PREMIER.

Du Mercure.

Le mercure est une substance métallique, d'un blanc brillant, fluide, qui peut cependant devenir dur et ductile comme l'étain, par un degré de froid excédant trente-un degrés. Après l'or et le platine, ce minéral est le plus pesant : on a calculé que sa pesanteur spécifique est à celle de l'or, comme 14019 est à 19636. On l'avait classé parmi les demi-métaux ; mais on sait aujourd'hui que chaque métal, parfait dans son genre, ne diffère des autres que par ses caractères particuliers ; celui-ci diffère essentiellement par le peu de calorique qui lui est nécessaire pour le tenir en fusion, et par sa manière d'opérer dans le corps de l'homme.

Plusieurs mines de l'Europe et de l'Amérique fournissent du mercure ; il est à présumer qu'on en trouverait dans les quatre parties du globe. On le purifie quelquefois en le passant à travers une peau de chamois, mais il vaut mieux le distiller ; le plus pur, et le seul qu'on doive employer en médecine, se retire du cinabre naturel ou artificiel. On en trouve aussi dans les mines, en état de fluidité ; on l'appelle alors *mercure-vierge* : il n'est pas préférable au précédent.

Ce minéral ne peut être décomposé par aucun moyen, toutes les dissolutions qu'on en a faites ne sont que des divisions ; il tend toujours à se réunir en globules plus ou moins petits ; et lorsque par l'action du feu, des dissolvants, ou par une longue trituration, ces globules sont devenus invisibles à la loupe, on peut encore les réunir, et finalement les rétablir en masse fluide, comme ils étaient auparavant.

Cependant, par plusieurs calcinations, on peut réduire le mercure en chaux, ou oxide, et même le faire vitrifier : c'est ce qu'un chimiste écossais, M. Kair, paraît avoir fait, avec des peines infinies ; mais alors ce métal est inaccessible à nos humeurs, et perd toutes ses qualités spécifiques ; c'est donc un travail en pure perte, qui n'empêche pas qu'il ne puisse encore être rétabli dans son premier état.

Ce singulier minéral est à la fois très-pesant et très-volatil. Boerhaave a soumis la même quantité de mercure à cinq cents distillations ; il l'a tenu en digestion pendant quinze années consécutives, sans y avoir remarqué aucun changement notable.

Toutes ces épreuves, et celles que j'ai faites pendant plus de vingt-six ans, m'ont démontré que les peines qu'on prenait pour dissoudre le mercure destiné à l'usage de la médecine, étaient nuisibles, ou au moins inutiles, puisqu'il est indispensable qu'il ait sa qualité globuleuse pour agir sur le corps de l'homme. Lorsqu'on l'unit à un acide minéral, secondé par un feu violent, on peut bien le réduire en chaux, et même le vitrifier, comme nous venons de le rapporter; mais alors il devient âcre et caustique, occasionne de ces agacements terribles que les praticiens les plus habiles ont peine à modérer. Le mercure n'agit alors qu'en raison du petit nombre de globules qui ont pu échapper à l'action du feu et des acides, qui seuls sont les véritables poisons.

Il a donc fallu trouver un moyen de préparer parfaitement le mercure, sans avoir recours à ces caustiques nuisibles; c'est ce qui a été, pendant tant d'années, l'objet de mes recherches ; je crois avoir enfin obtenu le fruit de mes peines, comme nous le verrons, lorsque je parlerai de ma préparation mercurielle.

Mais avant tout il convient de jeter un coup-d'œil sur les préparations qui ont été employées jusqu'à ce jour, pour en indiquer les inconvénients; ces inconvénients sont à la connaissance de tous les bons praticiens, ce qui le prouve sans réplique, c'est qu'on a eu alternativement recours à l'une ou à l'autre de ces méthodes, sans pouvoir se fixer sur aucune. S'il existait un seul moyen qui ne présentât aucun inconvénient, nous nous serions unanimement emparés de ce spécifique bienfaisant, et nous aurions abandonné les autres préparations de ce genre qui ont si souvent trompé nos espérances.

Tous ces motifs ont excité et soutenu mon zèle pendant un grand nombre d'années, et m'ont enfin conduit à un mode de préparation du mercure, qui conserve ses bonnes qualités sans lui en communiquer de nuisibles. Avant de parler de cette découverte, jetons un coup-d'œil rapide sur les préparations mercurielles usitées.

CHAPITRE II.

Des différentes préparations mercurielles les plus usitées.

Quoiqu'un grand nombre de chimistes habiles se soient souvent occupés des préparations de mercure pour l'usage de la médecine, comme nous venons de le dire, ils ne sont pas encore parvenus à en découvrir une dont ils soient entièrement satisfaits. Si mes recherches n'avaient pas été plus heureuses, j'aurais gardé le silence sur cette matière ; mais soit hasard ou calcul, je puis enfin proposer un mode de préparer ce spécifique, qui me paraît réunir les qualités que les chimistes ont en vain cherchées avec tant de constance. Je me suis empressé de faire connaître ma découverte au gouvernement, ensuite à la commission des remèdes secrets, instituée par la bienfaisance de S. M. l'Empereur, dans deux Mémoires, dont je vais donner quelques extraits. Voici comment je me suis exprimé :

Premier Mémoire.

« Messieurs et très-honorés confrères

» Je crois avoir fait une découverte importante

pour l'art de guérir, c'est à vous qu'il appartient de décider si j'ai atteint le but que je me suis proposé.

» Vous connaissez mieux que moi les inconvénients attachés aux préparations mercurielles usitées ; cependant nous savons aujourd'hui que le mercure n'est par lui-même ni caustique ni violent, et qu'il n'acquiert ces qualités vicieuses que par les moyens employés pour le préparer : c'est ce qui m'a fait naître l'idée de chercher un dissolvant, ou plutôt un divisant benin, qui, sans nuire aux vertus spécifiques de ce métal, puisse être digéré dans les premières voies sans y produire d'agacement, être absorbé ensuite par les veines lactées, passer dans la masse de nos humeurs sans occasionner de trouble ni de dérangement. C'est le point important qui a toujours été l'objet des recherches de tous les grands praticiens ; vous allez juger, Messieurs, si j'y suis parvenu.

» Je vous demande la permission, avant tout, de vous soumettre quelques réflexions sur les préparations mercurielles usitées, et sur leurs effets dans le corps de l'homme.

» Ce minéral ne s'introduit, et n'agit sur nos humeurs que lorsqu'il est suffisamment divisé en globules. Si par l'addition des caustiques, et par l'action d'un feu violent on parvient à le dissoudre, il ne forme plus qu'une chaux mercurielle inaccessible à nos humeurs ; alors les acides seuls agissent en produisant des agacements et des évacuations considérables. Si le mercure opère alors suivant sa qualité spécifique, ce n'est plus que par le peu de globules qui ont échappé à l'action du feu et des caustiques ; c'est donc prendre beaucoup de peine pour faire beaucoup de mal.

» Je dis que le mercure se retrouve en globules dans toutes ses préparations usitées, et c'est moi qui en ai fait la découverte.

» Cependant plusieurs chimistes habiles contestent l'existence de ces globules dans leurs compositions mercurielles, disant que cette découverte renverserait toutes les notions admises dans cette partie de nos connaissances. J'ai certainement confiance, autant que tout autre médecin, à la chimie moderne ; et je rends, à ceux qui la cultivent, la justice qu'ils méritent ; mais comme il est ici question d'un fait, il ne faut que le vérifier ; pour cela je les engage à procéder de la manière suivante.

» Exposez au soleil, et examinez avec une bonne loupe les compositions suivantes : 1°. du mercure précipité rouge ; 2°. du mercure sublimé corrosif ; 3°. du mercure doux ; 4°. du mercure précipité blanc. La première composition offrira des globules de mercure tellement gros qu'on pourra les voir sans le secours d'aucun verre ; la seconde composition en offrira en quantité, mais plus petits ; dans la troisième et la quatrième vous en verrez en moindre quantité; ils sont ronds et roulants. Si c'était des crystaux de sel, comme on voudrait le soutenir, ils seraient angulaires, et se fondraient dans l'eau comme tous les sels ; au lieu que ces globules restent les mêmes, malgré plusieurs lotions. Au surplus, il est très-probable que les plus fortes dissolutions du mercure ne sont que des divisions portées à un plus haut degré. Lorsque ce métal se trouve uni avec des acides ou du soufre, ceux-ci conservent leurs qualités, qui ne sont pas celles du mercure; pour que celui-ci agisse suivant sa qualité spécifique, il est bien certain qu'il doit être divisé en globules. Dans mes dragées le mercure est d'une ténuité extrême, au point qu'il devient volatil. Dans cet état il passe facilement dans nos humeurs, et opère sans inconvénient les effets les plus doux et les plus salutaires.

» Il n'est donc pas douteux qu'on trouvera dans le sublimé une très-grande quantité de globules ; ils sont en plus petit nombre dans le mercure doux, c'est pourquoi il a moins de vertus, parce qu'une partie du mercure a été calciné par les sublimations réitérées. Dans le précipité blanc j'ai retrouvé des globules ; mais cette préparation étant surchargée d'acide muriatique, agace et irrite au point qu'on a été forcé de la bannir de l'usage interne de la médecine.

» Dans le précipité rouge on voit à l'œil les globules de mercure ; dans le cinabre naturel ou artificiel, la portion du mercure qui s'unit au soufre perd sa qualité globuleuse ; alors il ne peut plus pénétrer dans les vaisseaux absorbants. Dans l'onguent mercuriel, la graisse ne peut servir qu'à la division du métal en petits globules très-fins, afin de pouvoir pénétrer par les pores de la peau, dans la masse des humeurs.

» Mais toutes ces préparations sont vicieuses ; le sublimé corrosif étant surchargé d'acide, est toujours un remède violent et dangereux ; il a de plus l'inconvénient de se décomposer et de se précipiter dans tous les liquides, de manière à rendre presque nulles les premières doses, et trop fortes les dernières. Le mercure doux a perdu, par les sublimations, les trois quarts de ses globules, et par conséquent de sa vertu. Les précipités rouges et blanc, le cinabre, sont exclus avec raison de l'usage interne de la médecine. On pourrait m'objecter que le mercure en frictions, ne présentant aucun de ces inconvénients, devrait être admis sans restriction lorsqu'on veut employer ce minéral ; mais cette composition a d'autres inconvénients qui sont même généralement reconnus; il fatigue toute l'économie animale. Si vous en voulez une preuve, voyez le teint plombé et livide des malades frictionnés, leur amaigrissement; au lieu que lorsque le mercure bien préparé a passé par les organes de la digestion, et qu'il a été mélangé avec les sucs gastriques ou digestifs, le teint devient clair et animé, toute l'économie animale reprend de la vigueur à mesure qu'on se sert du mercure : c'est ce qu'on verra constamment, quand on fera usage des dragées que j'ai l'honneur de soumettre à votre examen. Le mercure en friction est de plus incertain dans ses effets, pénible et dégoûtant dans son emploi.

» Je ne vois donc aucun motif de ne pas accorder une préférence décidée à ma préparation mercurielle, et de ne pas la considérer comme une découverte importante, qui doit faire bannir de la médecine l'usage interne de toutes les autres préparations de ce minéral.

» L'instruction ci-jointe (1) vous fera connaître, Messieurs, dans quel cas mes dragées sont indiquées, et la manière de s'en servir; vous verrez

---

(1) J'ai fait imprimer une instruction, qu'on trouvera chez M. Boullay, pharmacien, rue des Fossés-Montmartre, N°. 17; et M Boudet, pharmacien, rue du Four-St.-Germain, N°. 82; dépositaires de mes dragées pour Paris.

que pour écarter toute idée de charlatanisme, je me suis tenu dans les bornes de la décence et de la vérité ; en ne recommandant leur usage que dans les cas où le mercure est indiqué, et il n'y a que les personnes de l'art qui puissent prononcer sur cet objet.

» Pour prouver leurs vertus anti-vénériennes, je vous demande la permission, Messieurs, de vous citer une seule observation : une personne d'une forte constitution, âgée de vingt-sept à vingt-huit ans, avait trois chancres considérables au gland, des ragades et des condilômes douloureux à l'anus ; des pustules vénériennes recouvraient son front et toutes les parties du corps ; cette personne, très-répandue dans la société, ne se ménageait sur aucun aliment, prenait café, punch, et quelquefois jusqu'à six verres de liqueur ; passait les nuits au bal ou au jeu ; prenait ensuite mes dragées à toute heure de la journée ; malgré cette conduite, bien blâmable sans doute, tous les symptômes ont disparu, et depuis plus de six mois (1) cet individu jouit de la plus brillante santé.

» C'est par des exemples à peu près semblables que vous pourrez, Messieurs, acquérir la convic-

---

(1) Il y en a seize à présent.

tion que le mercure, préparé à ma manière, devient un remède aussi doux que bienfaisant ; ce qui le prouve incontestablement, c'est que pendant qu'on en fait usage, loin de sentir aucun dérangement comme dans les autres traitements mercuriels, l'appétit, les forces augmentent, l'embonpoint augmente dans la même proportion, le coloris de la peau et du visage ne laissent aucun doute sur le rétablissement de la santé.

» Je dois aussi vous parler, Messieurs, de l'enveloppe sucrée, de l'épaisseur d'une feuille de papier, qui recouvre chaque dragée ; c'est une seconde découverte que je viens de perfectionner ; au premier aspect, il semble que cet objet ne soit que de pur agrément, et d'une exécution facile ; mais si l'on réfléchit que le mercure tend toujours à s'évaporer par l'action du feu, et à noircir ce qu'il touche, on ne sera pas surpris, en apprenant qu'il m'a fallu plus de deux ans de peines et de recherches pour donner à mes dragées cette enveloppe légère et agréable, tandis que les autres préparations mercurielles sont nauséabondes, occasionnent des aversions difficiles à surmonter, bouleversent l'économie animale, ce qui offre nécessairement un obstacle à l'effet du remède. Il est donc certain que si mes dragées sont agréables à la vue, au goût, et même à l'odorat, ces qualités ne sont nullement indifférentes, et doivent même contribuer à leur efficacité ; je puis donc dire avec Horace : *Omne tulit punctum , qui miscuit utile dulci.* »

Cet extrait de mon premier Mémoire, adressé à la commission nommée en vertu du décret impérial, suffira pour faire connaître les avantages de ma préparation mercurielle. Dans le chapitre suivant je donnerai l'extrait de mon second Mémoire, adressé à la même commission.

CHAPITRE III.

Des effets du mercure dans le corps de l'homme.

Comment le mercure détruit-il les virus vénérien et dartreux ? Comment agit-il pour rendre plus claires et plus fluides nos humeurs, et particulièrement la partie lymphatique du sang ? De quelle manière, enfin, s'opère sa vertu spécifique dans le corps de l'homme ? Telles sont les questions importantes qui ont souvent occupé l'imagination des plus grands praticiens. Il me paraît que la préparation que j'ai donnée au mercure dans mes dragées, pourra servir à résoudre ce problême.

Par leur usage, on verra disparaître les plus graves symptômes vénériens et dartreux, sans évacuations, sans faire de crise par aucun émonctoire ; donc, le mercure détruit ou neutralise ces virus par sa vertu spécifique ; mais seulement lorsqu'il a conservé sa qualité globuleuse : il perd toutes ces vertus, ou en acquiert de dangereuses, lorsqu'on est parvenu à le dénaturer par les calcinations et par l'action des acides minéraux.

L'extrait ci-joint de mon second Mémoire, présenté à la commission établie par le décret impérial, fera voir comment je me suis exprimé.

« MESSIEURS ET TRÈS-HONORÉS CONFRÈRES,

» J'ai eu l'honneur de vous adresser, par S. E. le Ministre de l'Intérieur, un premier Mémoire sur les préparations mercurielles en général, et particulièrement sur celle qui porte mon nom. J'ai fait mes efforts pour vous prouver les inconvénients attachés à toutes les autres préparations de ce genre, et les avantages de celle que j'ai enfin découverte ; je me réfère au contenu de ce premier Mémoire : celui-ci a pour but de me conformer à l'instruction que vous avez publiée. J'ai vu que vous demandiez deux choses : *du nouveau et de l'utile ;* ma composition vous présentera trois qualités de plus : elle est *commode, agréable et économique.* »

Après avoir donné ma composition, j'ajoute : « Voyons à présent si elle remplit bien les deux conditions que vous avez imposées, et les trois que je me suis imposées à moi-même.

» *Elle est nouvelle.*

» Il est facile de vous convaincre, Messieurs, par l'examen que vous venez de faire de ma com-

BIBLIOTHÈQUE ROYALE

position, qu'elle est vraiment nouvelle, qu'elle ne se trouve dans aucun Codex, pharmacopée, ou dispensaire : elle remplit donc votre première condition. Remplit-elle également la seconde ?

» *Elle est utile.*

» Je parle à des maîtres consommés dans l'art de guérir, qui connaissent mieux que moi les inconvénients attachés à toutes les préparations mercurielles usitées ; en examinant celles que j'ai l'honneur de leur présenter, ils présumeront déjà qu'elle est plus parfaite, et que si l'effet répond aux apparences, ma découverte devra obtenir une préférence non équivoque ; par l'expérience, Messieurs, vous pourrez vous en convaincre.

» Que d'obligations l'humanité vous devra, si vous propagez un remède aussi doux qu'efficace, en le substituant à ce poison terrible, le sublimé corrosif, qui, même administré par des mains habiles, produit souvent des accidents funestes ! Quant au mercure en friction, nous avons vu qu'il était infidèle dans ses effets, troublant toute l'économie animale, parce qu'il était transporté dans la masse des humeurs, sans avoir été élaboré par les forces et les sucs digestifs, aidés de l'action vitale.

» Mais comment vaincre d'anciennes habitudes ? comment faire taire la cupidité, qui serait désespérée de voir simplifier le traitement de plusieurs maladies qui forment encore son principal apanage ? C'est à vous, Messieurs, c'est à tous les praticiens éclairés à donner un si bel exemple, en approuvant et en adoptant un remède qui doit faire époque dans les annales de la médecine. Examinons à présent les trois conditions que je me suis imposées.

» *Elle est commode.*

» Dans l'instruction que j'ai fait imprimer pour l'emploi de mes dragées, vous aurez vu qu'elles ne demandent aucun changement dans le régime, pourvu qu'il soit sain ; que l'exercice est d'une nécessité absolue pendant tout le traitement. Ceux qui ne pourraient pas en faire, devraient prendre ce remède à moindre dose, sans quoi ils sentiraient des inquiétudes, quelquefois de légers maux de tête, qui annoncent que le mercure a passé dans la circulation générale des humeurs, où il a besoin de l'action musculaire pour être élaboré, et des sucs digestifs pour produire son effet d'une manière absolument insensible.

» Aucun remède ne peut donc être plus commode, puisqu'on peut, en le prenant, voyager, vaquer à ses affaires, et vivre à sa manière ordinaire, pourvu que le régime soit sain ; voilà une preuve convaincante que le mercure est un neutralisant du virus vénérien et des acrimonies dartreuses, puisqu'il guérit sans occasionner ni crise ni évacuation extraordinaire.

» *Elle est agréable.*

» Le seul aspect de mes dragées suffit pour prouver combien elles sont agréables ; la difficulté de prendre journellement un remède, l'aversion qu'il occasionne, influent sur toute l'économie animale. Il est donc vrai que cette enveloppe sucrée qui paraît n'être qu'un objet d'agrément, contribue cependant à l'efficacité.

» *Elle est économique.*

» Puisque l'usage de mes dragées exige l'exercice et les mouvements musculaires, on pourrait traiter les ouvriers dans leurs domiciles, ou les engager à venir dans les comités de bienfaisance, en n'admettant dans les hôpitaux que ceux qui, par les symptômes de la maladie, ne pourraient vaquer à leurs affaires. Les militaires pourraient jouir des mêmes avantages soit en garnison, soit en campagne. Ces avantages ne peuvent cependant pas égaler ceux que la population et l'état obtiendraient, si l'on se déterminait enfin à substituer un remède doux et salutaire à tant d'autres qui ont été reconnus incertains et dangereux. »

La commission après avoir examiné, avec la plus scrupuleuse attention, la composition de mes dragées, a fait son rapport de la manière la plus flatteuse pour moi, comme on peut le voir par l'extrait suivant :

Extrait du rapport fait au Ministre de l'Intérieur, le 18 *janvier* 1811, *par la commission des remèdes secrets, composée de MM Chaussier, président ; Desyeux, Portal, Duméril, professeurs aux écoles de médecine ; Menuret, docteur en médecine, tous nommés en exécution du décret impérial du* 18 *août* 1810.

« Le remède inscrit sous le N°. 164, a été envoyé par M. Vaume, docteur en médecine ; il » est accompagné d'un Mémoire dans lequel l'auteur cherche à établir que ce remède est nouveau, utile, commode, agréable, économique, » et très-efficace dans le traitement des maladies » vénériennes.

» Cette annonce, faite par un homme instruit, » était bien propre à fixer l'attention de la commission ; aussi a-t-elle apporté beaucoup de soin » dans l'examen qu'elle en a fait.

» La préparation proposée par M. Vaume, » consiste à réduire le mercure en molécules d'une » extrême ténuité......... Il est évident que la » préparation indiquée par M. Vaume, n'est point » âcre ou caustique, puisqu'elle ne contient aucun

» sel acide ou corrosif, aucun oxide métallique ; » ainsi elle ne peut être dangereuse........ Il est » évident qu'elle peut être utile pour le traite- » ment des maladies vénériennes, puisqu'elle » contient du mercure, etc.

» *Signés* Chaussier, *président;*

» Henry, *secrétaire.*

» Pour copie conforme,

» Signés, *le Ministre de l'Intérieur;*

» *Le comte de l'Empire,* Montalivet. »

Puisque la commission a approuvé ma préparation, et dit qu'elle peut être utile dans le traitement des maladies vénériennes, il me semble qu'elle aurait pu ajouter : *et autres maladies où le mercure est indiqué:*

Malgré cette omission, je dois des remercîments aux membres, aussi éclairés que respectables, qui composaient cette commission, pour la peine qu'ils ont bien voulu prendre d'examiner la composition de mes dragées avec tant d'attention. L'expérience leur prouvera, ainsi qu'à toutes les personnes de l'art, la préférence non équivoque qu'elles méritent sur toutes les préparations usitées jusqu'à ce jour.

On ne doute pas que je ne puisse citer un grand nombre d'observations, et faire un gros volume, pour prouver l'efficacité de mes dragées ; mais cette tactique ne doit pas être celle d'un médecin qui n'a voulu qu'améliorer la préparation d'un remède dont les vertus sont connues depuis plusieurs siècles : je me bornerai donc à dire que par l'usage de mes dragées, sans fatiguer la constitution des malades, les symptômes vénériens les plus effrayants, les anciens écoulements gonorrhoïques, les dartres les plus hideuses avec démangeaisons considérables, les acrimonies de la masse du sang disparaissent peu à peu d'une manière surprenante ; les fleurs blanches colorées disparaissent de même, ou sont réduites à peu de chose ; les symptômes du virus scrofuleux sont considérablement adoucis ou même annullés ; les anciennes gales répercutées sont radicalement guéries ; les vers de toutes espèces sont détruits ; l'épaississement de la masse des humeurs, et particulièrement de la partie lymphatique du sang, est corrigé, et les obstructions, qui en étaient la suite, sont détruites. Les praticiens reconnaîtront que tous ces bons effets doivent être attribués au mercure. Quoi qu'en disent ses détracteurs, ce minéral, vraiment ami de l'homme, sera toujours le vrai spécifique contre les maladies que je viens de citer ; c'est aussi à celles-là qu'on doit, jusqu'à ce moment, en borner l'emploi ; et, par les raisons que nous avons alléguées ; mes dragées, dans ces circonstances, mériteront la préférence.

Le traitement de toutes ces maladies n'aura donc plus rien d'effrayant, puisqu'on peut les guérir avec des dragées agréables au goût, à la vue, à l'odorat, sans changer de régime, sans interrompre le cours de ses affaires, sans fatiguer ni altérer sa santé, qui s'améliorera même pendant le traitement, de manière à prouver aux plus incrédules que le mercure est, par lui-même, le vrai spécifique contre ces maladies; et que ses effets, lorsqu'il est bien préparé, sont toujours aussi doux que salutaires.»

BIBLIOTHÈQUE ROYALE

FIN.

De l'Imprimerie de L. G. MICHAUD, rue des Bons-Enfants, N°. 34.

www.ingramcontent.com/pod-product-compliance
Ingram Content Group UK Ltd.
Pitfield, Milton Keynes, MK11 3LW, UK
UKHW032036260826
14628UKWH00006B/2991

9 782019 661533